Ralph Gawlick

40 Schwangerschaftswochen

I0416928

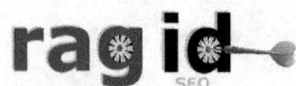

ISBN-13: 978-1500487935
ISBN-10: 1500487937
Copyright 2014 by RAGID-Selbstverlag
Kontaktdaten siehe www.ragid.de
1. Auflage

Vorwort

Für Frauen gibt es wohl keine aufregendere Zeit als die der Schwangerschaft. Der Körper verändert sich in den folgenden neun Monaten von Woche zu Woche und neues Leben wächst heran. Es sind Wochen des Wartens, Erwartens, voll Vorfreude mit vielen Stimmungsschwankungen, glücklichen Momenten, wie den ersten Tritten des Babys, aber auch Wehwechen, wie Rückenschmerzen oder anfänglicher Übelkeit mit Erbrechen.

In diesem Buch, welches übrigens unserer erfolgreichen Webseite **www.meine-schwangerschaftswoche.de** zu verdanken ist, finden werdende Mütter nützliche Informationen rund um die 40 Wochen der Schwangerschaft. In einzelnen kleinen Kapiteln wird Woche für Woche erklärt, was im Körper der Frau vorgeht und welchen Entwicklungsstand das Ungeborene bereits hat.

Ich hoffe, dass dieses kleine Buch Sie in der schönsten Zeit des Lebens angemessen begleitet.

Der Autor

Wichtig: Die Lektüre dieses Buches ersetzt auf keinen Fall den Ganz zum Arzt! Es dient lediglich zur allgemeinen Information.

1. Schwangerschaftswoche

Es klingt vielleicht komisch, aber das Datum für die Geburt ihres Babys wird von den Ärzten oder Ihrer Hebamme festgelegt. Sie können aufgrund der letzten Regel den fast genauen Tag der Befruchtung feststellen.

Das heißt, die erste Schwangerschaftswoche ist die letzte Woche Ihrer Periode. Während der ersten Schwangerschaftswoche reifen in den Eierstöcken die zu befruchtenden Eizellen heran.

Beim Geschlechtsverkehr kommen ca. 500 Millionen Spermien zum Einsatz und alle wollen als erste die Eizelle erreichen und befruchten. Dieser Weg wird von den Spermien in ungefähr zehn bis zwölf Stunden zurück gelegt.

Eine Hälfte der Gene, die das Baby dann vererbt bekommt, werden von der Mutter geliefert. Die andere Hälfte liefert der Mann mit seinen Spermien.

Will eine Frau unbedingt schwanger werden, ist es besser, Sie verzichtet auf die Einnahme von Medikamenten und erst Recht auf Alkohol und Zigaretten. Das ist besser, um einen optimalen Verlauf der Schwangerschaft zu gewährleisten.

2. Schwangerschaftswoche

In der zweiten Woche einer Schwangerschaft reifen die Eier in den sogenannten Fruchtkapseln heran. Während dieser kurzen Zeit kann die Empfängnis erfolgen.

Es dauert ungefähr 20 bis 30 Minuten, bis ein Spermium in die bereite Eizelle eindringen kann. In den darauf folgenden 12 bis 15 Stunden verschmelzen die Zellkerne des Spermiums und der Eizelle.

Während dieses Prozesses werden schon vererbbare Eigenschaften festgelegt. Das befruchtete Ei wird Zygote genannt. Das befruchtete Ei macht sich auf den Weg zur Gebärmutter. Auf diesen Weg teilt sich die Zelle. Die Teilung findet alle 12 Stunden statt.

Nach vier Tagen haben sich dann bereits 16 Zellen auf diesem Wege gebildet. Die Produktion des Hormons hCG beginnt nach 24 Stunden der Befruchtung aus den Zellen der Plazenta (Mutterkuchen). Weiterhin wird das Hormon Progesteron, welches bewirkt, dass keine weiteren Eiersprünge gebraucht werden, gebildet. Gleichzeitig bleibt bei der schwangeren Frau die Menstruation aus.

3. Schwangerschaftswoche

Während dieser Woche passieren einige Dinge in Ihrem Körper, aber keine Angst das ist alles richtig und gut für eine perfekte Schwangerschaft.

Das befruchtete Ei, Zygote, schließt die Membrane und somit haben keine anderen Spermien die Chance, das Ei zu befruchten. Die beiden Hormone hCG und Progesteron sorgen für eine Auflockerung der Gebärmutterschleimhaut und somit kann sich die Blastozyste besser einnisten.

Diese teilt sich dann in zwei weitere Schichten. In die Trophoblast, aus der sich die Plazenta entwickelt, und in den Embryoblast, aus den dann der Embryo entsteht. Aus dem Gewebe , das die beiden verbindet, wird dann die Nabelschnur, über welche dann das Baby versorgt wird.

4. Schwangerschaftswoche

Die Kugel, die Embryo genannt wird, welche langsam in der Gebärmutter heran wächst, ist jetzt ungefähr so groß wie ein Apfelkern. Diese besteht aus drei Schichten, aus denen später die Organe und das Gewebe entstehen. An der Seite, an welcher der Kopf später entsteht, bilden sich zwei Gewebefalten, aus denen die Ohren des Babys gebildet werden.

In der oberen Schicht bilden sich die wichtigen Nervenbahnen, aus denen wiederum das Gehirn, die Wirbelsäule, das Rückenmark und weitere Nerven heraus wachsen.

In der mittleren Schicht entsteht das Herz und das Kreislaufsystem. Die Lunge, die Gedärme und der Anfang des Verdauungssystems liegen in der dritten Schicht.

In der Zwischenzeit haben die Plazenta und die Nabelschnur ihre Arbeit aufgenommen und beginnen ,das entstehende Baby mit Sauerstoff zu versorgen. Jetzt wäre ein guter Zeitpunkt, einen Schwangerschaftstest zu machen, der mit Sicherheit positiv ausfallen würde.

Sie sollten sich einen Termin beim Arzt holen und die nötigen Vorsorgeuntersuchungen wahrnehmen. Der Arzt oder Ihre Hebamme können dafür sorgen, dass Sie und Ihr Baby gesund durch die Schwangerschaft kommen.

5. Schwangerschaftswoche

Der Körper der werdenden Mama stellt sich nun langsam auf die Schwangerschaft ein. Zeichen dafür sind die morgendliche Übelkeit und das Erbrechen, das durch das Hormon hCG ausgelöst wird. Außerdem treten jetzt häufige Müdigkeit, Heißhunger und Stimmungsschwankungen auf.

Manche Frauen merken auch ein erstes Ziehen in Ihrer Brust. In der Gebärmutter bildet sich das erste Fruchtwasser. In der Leistengegend tritt ein erstes leichtes Ziehen auf, was darauf deuten lässt, dass sich die Mutterbänder langsam dehnen.

Der Embryo hat die ungefähre Größe eines halben Zentimeters. Außerdem beginnen die wichtigsten Organe zu wachsen. Unter dem Mund des Embryos bilden sich kleine Falten, aus denen sich später der Hals und der Unterkiefer entwickelt. Die Augen fangen auch langsam an sich zu formen.

6. Schwangerschaftswoche

Mittlerweile ist der Embryo mit der Gebärmutter verbunden und es beginnt die Versorgung über die Nabelschnur. Der Rumpf und das Gesicht beginnen sich auszubilden und nehmen langsam Züge an. Der Kopf richtet sich etwas auf. Im inneren des Kopfes kommt es zu einer Blasenbildung aus der sich später das Großhirn entwickeln wird.

Das Herz besteht noch aus einer röhrenartigen Struktur, schlägt aber bereits mit 140 bis 150 Schlägen pro Minute und somit etwa doppelt so schnell wie das Herz der Mutter.

Im Gesicht beginnen sich die Augenanlagen auszubilden. Sie sind allerdings nur als „runde Höcker" erkennbar. Der Embryo hat eine Größe von ca. 8 bis 10 mm.

Gerade in der 6. Schwangerschaftswoche kommt es zu leichter bis starker Übelkeit, vor allem am Morgen. Eine zunehmende Geruchsempfindlichkeit sowie Heißhunger können ebenfalls auftreten. Für die Zukunft der verlaufenden Schwangerschaft sollte die zukünftige Mutter vermehrt Folsäure zu sich nehmen, da diese beim Aufbau des zentralen Nervensystems im Embryo hilft. Die Folsäure ist vor allem in Früchten (besonders Erdbeeren, Kirschen, Trauben und Orangen), grünes Gemüse, Erbsen, Linsen, Reis, Bohnen und Gerste enthalten.

Ab der sechsten Woche sollte die werdende Mutter zur Schwangerschaftsvorsorgeuntersuchung gehen.

7. Schwangerschaftswoche

Die „runden Höcker", die vorher die Augenanlagen darstellten, bilden nun kleine Höhlen aus, die sich später zu den Augenhöhlen entwickeln. Diese liegen aber noch seitlich am Kopf. Auch Mund, Nase und Nasenlöcher sind jetzt deutlich unterscheidbar. In dieser Woche beginnt sich der Körper des Embryos zu strecken und aufzurichten.

Ebenfalls beginnt jetzt die Phase, in denen sich die Organe ausbilden und differenzieren. So sind meist bereits Nieren und Magen ausgebildet. Die Leber beginnt, rote Blutkörperchen zu produzieren, bis das Knochenmark später diese Funktion übernimmt. Die Finger und Zehen sind erkennbar, aber noch durch „Schwimmhäute" miteinander verbunden.

Die werdende Mutter sollte anfangen, Jod und Eisen in höheren Konzentrationen zu sich zu nehmen, denn Eisen fördert die kindliche Blutbildung. Eine erhöhte Jodaufnahme, die beispielsweise durch Meeresfisch und iodiertes Speisesalz möglich ist, ist wichtig. Da Jod sich in die entwickelnde Schilddrüse beim Embryo einlagert, ist es für den Hormonhaushalt von essentieller Bedeutung.

8. Schwangerschaftswoche

Am Ende der 8. Schwangerschaftswoche hat der Embryo bereits eine Größe von etwa 20 bis 25 mm erreicht und wiegt stattliche 13 Gramm.

Die Größe von Kopf und Oberkörper haben beachtlich zugenommen und wirken geradezu gigantisch im Vergleich zur unteren Körperhälfte.

Nun wird die Speiseröhre gebildet und die Lunge beginnt, sich mit ihren Lungenästen zu formen.

Im Wesentlichen sind alle Organe entwickelt oder zumindest im Entwicklungsstadium angelangt.

Der Körper beginnt von oben nach unten zu wachsen.

9. Schwangerschaftswoche

Die sich bereits bis zur 9. Schwangerschaftswoche gebildeten und noch folgenden Nervenzellen verbinden sich. Der Nervenzellkörper mit seinen Fortsätzen, die auch Dendriten genannt werden, übernehmen diese Aufgabe. Es entsteht ein regelrechtes Netzwerk von Nervenzellen. Über dieses Netzwerk wird einmal die Reizleitung des Kindes stattfinden. Der Embryo kann bereits jetzt schon Reflexe zeigen.

Auch das Muskelgewebe verbindet sich mit den Nervenzellen, so dass der Embryo anfängt, sich leicht und sachte zu bewegen. Die Hände und Füße werden klar sichtbar und die „Schwimmhäute" zwischen den Fingern und Zehen verschwinden. Selbst die Gelenke fangen schon an, sich auszubilden. Die Ärmchen sind allerdings noch an den Körper angelegt. Infektionen, Röntgenstrahlen oder Medikamente können nur allzu leicht dem Embryo schwere Schäden zufügen und so zu schlimmen Missbildungen oder gravierenden Entwicklungsschäden führen. Deshalb sollten Schwangere bei Einnahme von Medikamenten immer Rücksprache mit dem Arzt halten.

10. Schwangerschaftswoche

Die Lunge befindet sich zwar in einem guten Entwicklungszustand, jedoch wird der Embryo bis zu seiner Geburt nicht mit ihrer Hilfe atmen. Das Erstaunliche ist, dass der Embryo gerade zum Anfang der Entwicklung über Kiemen im Fruchtwasser atmet. Diese bilden sich aber mit der Zeit zurück, so dass mit Einleiten der Geburt und Verlassen des Fruchtwassers die Lungenatmung einsetzen kann.

Das äußere und innere Ohr haben sich entwickelt. Die Ausbildung der inneren Organe ist nun fast abgeschlossen. Der Embryo wird jetzt bis zur Geburt Fetus genannt.

Ab jetzt kann das Ungeborene Arme und Beine schon recht lebhaft bewegen. Der Fetus ist, von Kopf bis Fuß gemessen, etwa 30 mm lang und wiegt um die 16 Gramm.

11. Schwangerschaftswoche

11. Schwangerschaftswoche: Der kleine Mensch ist am wachsen...

Der Embryo ist nun bereits 4 cm lang und wiegt ca. 10 Gramm. Das Gesicht ist in dieser Zeit schon ausgeformt, über den Ultraschall ist der Hals sichtbar und alles, von den Ohren bis zur Nase, sitzt nun an der endgültigen Stelle. Die Augenlider des Embryos sind noch geschlossen.

Für die späteren Zähnchen sind bereits 32 Zahnknospen vorhanden und an den Fingern und Zehen wachsen die ersten Nägel. Auch die Haut des Embryo wird durch die wachsenden Hautschichten immer undurchsichtiger.

In dieser Zeit werden die Anlagen für die Geschlechtsorgane gebildet, beim Jungen ist ein kleiner Penisansatz zu sehen. Das Kind beginnt nun, immer mehr auf die Reize, die es durch die Bauchdecke spüren kann, zu reagieren, es bewegt all seine Muskeln und strampelt.

Die Mutter hat nun meist bereits 10 Prozent ihrer zu erwartenden Gewichtszunahme erreicht. Noch kann man die Schwangerschaft nicht sehen, auch wenn die Knöpfe an der Hose nicht mehr richtig geschlossen werden können.

12. Schwangerschaftswoche

Aus Embryo wird der Fötus....

Ab der zwölften Woche benennt man den Embryo nun Fötus. Das Kind ist jetzt ca. 5 cm groß und wiegt 15 Gramm, auch sein Kopfumfang hat zugenommen, er mißt jetzt um die 20 mm und ist im Vergleich zum restlichen Körper ziemlich groß.

Die Augenlider hat das Kind immer noch geschlossen, ab jetzt ist ein deutliches Profil erkennbar. Durch die immer noch durchsichtige Haut sieht man ganz deutlich die Muskulatur des Fötus. Das Kind kann bereits die Arme beugen und die Handgelenke bewegen. Auch Hände und Füße sind mittlerweile voll beweglich.

Nun ist auch der Saugreflex, wenn die Lippen des Kindes berührt werden, vorhanden, es beginnt am Daumen zu lutschen.

Bei den inneren Organen, wird nun im Knochenmark und in der Leber ein eigenes Blutbildungssystem angelegt.

Wenn man Glück hat, kann man im Ultraschall sehen, wie das Kleine Fruchtwasser schluckt und über die Blase wieder ausscheidet.

Für die Mutter sind nun, bis auf einige Ausnahmen, die Monate der Übelkeit vorbei, auch die Gefahr einer Fehlgeburt ist auf ein Minimum gesunken.

Jetzt können bereits leichte Rückenschmerzen einsetzen, da sich die Bandscheibe etwas verschiebt.

13. Schwangerschaftswoche

Es wird immer spannender...

Der Fötus ist jetzt in einem Stadium, in dem sich aus Knorpeln die ersten Knochen bilden. Die Schädelknochen sind noch offen, da das Gehirn noch Platz zum Wachsen braucht. Der Mutterkuchen ist voll ausgereift und kann das Kind nun mit ausreichend Sauerstoff und Nährstoffen versorgen.

Der Fötus ist von der Körperform her nun fertig, aber noch winzig klein. In dieser Zeit beträgt das Gewicht etwa 30 Gramm. In der folgenden Zeit wird beim Kind nur noch der Schädelumfang gemessen, dieser beträgt so ca. 20 bis 30 mm.

Die ersten Häärchen fangen an zu sprießen und das Baby bewegt sich recht kräftig, was für die Mutter noch nicht spürbar ist. Da auch die Gesichtsmuskulatur zu funktionieren beginnt, kann das Kind jetzt schon gähnen.

Für die Mutter ändert sich in diesem Stadium der Schwangerschaft nicht besonders viel, außer dass sich ihr Umfang vergrößert, was sich am meisten im Brustwachstum äußert. Ansonsten ist diese Zeit für die Mutter recht erholsam.

14. Schwangerschaftswoche

Reisezeit - Urlaubszeit

Für die werdende Mutter ist nun eine Zeit gekommen, in der sie nochmals verreisen sollte, denn jetzt ist eine Phase in der Schwangerschaft erreicht, in der eine Reise besonders gut vertragen wird. Bei Flugreisen sollten jedoch, aufgrund erhöhter Thrombosegefahr, Stützstrümpfe getragen werden. Bei allen längeren Reisen gilt, viel Trinken und ab und zu bewegen.

Der Bauch wächst mittlerweile schon ganz schön und die Frau wird feststellen, dass die Kleidung langsam nicht mehr paßt.

Der Fötus wächst in dieser Zeit recht kräftig, er wiegt nun bereits bis zu 50 Gramm und der Kopfumfang ist auf ca. 32 mm angewachsen.

Nun sind beim Kind alle Organsysteme fertig und funktionieren, selbst die Lunge arbeitet schon, jedoch kann sie im Mutterleib noch nicht mit Luft arbeiten, diese wird hier durch das Fruchtwasser ersetzt, für die Sauerstoffzufuhr sorgt die Plazenta. Auch die Sinnesorgane entwickeln sich gut, bereits jetzt werden Reize aufgenommen und an das Gehirn weitergeleitet. Auch die Reflexe funktionieren immer besser, das Baby hat Spaß am Greifen und am Daumenlutschen.

15. Schwangerschaftswoche

Immer in Toilettennähe....

Die, stark vergrößerte Gebärmutter kann mittlerweile auf die Blase drücken und die werdende Mutter verspürt laufend das Gefühl, auf die Toilette zu müssen. Dies kann auch zu einer leichten Inkontinenz beim Niesen oder Lachen führen, was aber durchaus normal ist. Die Scheide und die Blase können jetzt schneller und leichter Keime aufnehmen und sich entzünden. Deshalb ist die richtige Ernährung und absolute Reinlichkeit in diesem Stadium der Schwangerschaft absolut wichtig.

Ab diesem Zeitpunkt kann das Baby auch auf das Down-Syndrom untersucht werden, das Ergebnis ist jedoch nicht hundertprozentig und jede Mutter sollte sich das vor der Untersuchung gut überlegen.

Der Fötus hat nun bereits ein stattliches Gewicht von 80 Gramm erreicht, auch der Kopfumfang ist auf ca. 37 mm angewachsen.

Nun ist die Zeit gekommen, die Herztöne des Kindes regelmäßig zu überwachen, dies geschieht am CTG, an welches die Schwangere jetzt bei jeder Vorsorgeuntersuchung angeschlossen wird. Die werdende Mutter kann nun die Herztöne hören, das Herz ist fast komplett entwickelt.

Auch Leber und Bauchspeicheldrüse nehmen jetzt ihre Arbeit auf (Leber produziert Gallenflüssigkeit und Bauchspeicheldrüse Insulin).

Die immer noch geschlossenen Augen sind fertig entwickelt.

16. Schwangerschaftswoche

wachsen,....wachsen,...wachsen

Das Baby legt jetzt vor allem an Gewicht und Größe zu. Es erreicht nun 110 Gramm und hat einen Kopfumfang von ca. 40 mm. Da sämtliche Nerven und Muskeln jetzt miteinander verbunden sind, kann das Kind auch alle Gelenke bewegen. Es beginnt nun, sich zu strecken und langsam eine aufrechte Haltung zu erlangen. Die Knochen werden nun dichter und fester, Körperfett wird angelagert.

Der ganze Körper des Fötus ist nun mit einem zarten Flaum bedeckt, welcher die Käseschmiere festhält.

Auch die Schilddrüse tritt mit der Produktion von Hormonen ihren Dienst an.

Das Baby ist jetzt in der Lage, Grimassen zu schneiden, welche aber noch unkontrolliert sind.

Die werdende Mutter kann in dieser Zeit einen regelrechten Energieschub erfahren, sie fühlt sich wohl und könnte Bäume ausreißen. Aber nun beginnt ihr Körper auch, Wasser einzulagern, was zu Schwellungen führt.

17. Schwangerschaftswoche

Die Hälfte ist fast geschafft !

Für die werdende Mutter beginnt nun die Zeit, in der sie die ersten Bewegungen des Kindes wahrnehmen kann. Viele Mütter nehmen diese Bewegungen in der ersten Zeit als Darmtätigkeit wahr.

Der Umfang nimmt konstant zu, bei manchen Frauen ist ein kleines Bäuchlein zu sehen, manche sehen aber nur üppiger aus als sonst.

Das Kind nimmt jetzt alle Geräusche, ob es nun Geräusche von Außen sind oder aber auch die Geräusche, die im Körper der Mutter stattfinden, wahr. Durch beruhigende Musik kann man dem Kind nun viel Gutes tun.

Der Tastsinn des Babys wird feiner und es beginnt nun, sich sein eigenes kleines Immunsystem aufzubauen.

Jetzt ist auch eine ideale Zeit, nach dem Geschlecht zu schauen, der Penis des Jungen kann schon recht deutlich erkannt werden.

Das Gewicht des Kindes beträgt nun ca. 150 Gramm, der Kopf mißt bis zu 44 mm.

18. Schwangerschaftswoche

Vorbereitungen treffen

Das Baby tut jetzt alles, um an Größe und Gewicht zuzulegen. Mit Erfolg! Es erreicht jetzt eine Größe von ca. 18 cm und wiegt 200 Gramm.

Dadurch, dass der Fötus noch keine Fettschicht unter der Haut hat, wirken die Ärmchen und Beinchen sehr dünn. Der Kopf kann jetzt einen Umfang von bis zu 48 mm erreichen.

Kräftiges Treten können die Kindsbewegungen jetzt sogar von außen ertastbar machen, nun kann auch der Vater unter Umständen die Tritte des Babys auf der Bauchdecke der Mutter fühlen.

Der werdenden Mutter fallen jetzt so langsam alle Tätigkeiten schwerer, die Atmung wird kürzer, was auf die Gewichtszunahme zurückzuführen ist.

Es können jetzt auch enorme Stimmungsschwankungen auftreten, die Schwangere fühlt sich möglicherweise unattraktiv und schwerfällig.

Der Körper der Mutter kann durch die Hormonumstellung mit Verstopfung reagieren. Viele Organe arbeiten langsamer.

19. Schwangerschaftswoche

Es gibt viel zu tun....

Da das Fruchtwasser in der Fruchtblase nun immer mehr wird, hat das Baby nun auch immer mehr Platz, sich zu bewegen. Es wiegt mittlerweile bis zu 260 Gramm und der Kopf ist auf stolze 51 mm angewachsen. Die Augen hält das Baby immer noch geschlossen, obwohl sie sich schon recht heftig bewegen.

Die werdende Mutter muss mittlerweile mit immer mehr körperlichen Symptomen fertig werden. Durch die Hormonumstellung können sich Zahn- und Zahnfleischentzündungen einstellen, die Wassereinlagerungen werden häufiger, dadurch schwellen besonders oft die Fußknöchel und die Hände an.

Für den Fall eines Kaiserschnitts, sollte die Schwangere jetzt ihre Ringe abnehmen, solange es noch möglich ist. Bei einer möglichen Operation müssen die Ringe sonst aufgeschnitten werden, was gerade beim Ehering sehr ärgerlich ist.

Auch die Suche nach der passenden Klinik sollte nicht mehr länger aufgeschoben werden, die werdende Mutter hat nun noch genügend Zeit, eine Klinik, die ihren Bedürfnissen entspricht, zu suchen.

Um sich besser auf die Geburt vorbereiten zu können, werden Vorbereitungskurse angeboten. Hier lernt die Schwangere eine richtige Atmung und bekommt wichtige Tipps rund um die Geburt.

20. Schwangerschaftswoche

Halbzeit !

Bei einem Gewicht von ca. 330 Gramm und einem Kopfumfang bis zu 55 mm, legt das Baby nun eine kleine Pause ein.

Es legt sich Fettpolster an und trinkt fleißig Fruchtwasser, um seinen Schluckmechanismus zu trainieren und die Nieren zu spülen.

Was beim Erwachsenen die Fettcreme, so schützt die Käseschmiere, von der das Baby nun komplett bedeckt ist, die Haut vor dem Wasser bzw. dem Fruchtwasser.

Ansonsten läßt es sich das Baby im Moment recht gut gehen, nuckelt am Daumen und strampelt fleißig.

Der Frauenarzt kontrolliert nun verstärkt den Fötus auf sichtbare Mißbildungen bzw. Fehlentwicklungen.

Bei der werdenden Mutter kann es nun vorkommen, dass etwas Milch aus der Brust austritt. Dies ist ein Zeichen, dass das Kind im Falle einer Frühgeburt bereits mit der wertvollen Muttermilch versorgt werden könnte.

21. Schwangerschaftswoche

Mehr als die Hälfte der Schwangerschaft ist nun bereits geschafft und auch der Babybauch der werdenden Mutter ist nun nicht mehr zu übersehen.

Der Fötus wiegt inzwischen zwischen 299 und 499 Gramm bei einer Gesamtlänge von ca. 21 cm (Kopf - Fuß gemessen).

Platz sowie auch Fruchtwasser ist im Bauch der Mutter noch reichlich vorhanden, so dass der Fötus, der am Tag noch 16 bis 20 Stunden schläft, in der übrigen Zeit sehr aktiv ist, im Bauch Purzelbäume schlägt und sich reichlich bewegt um seine Muskeln zu stärken.

Die rötliche Haut des Babys ist noch mit der feinen Lanugobehaarung bedeckt, die den kleinen Körper schützt und ihm auch hilft, seine Temperatur zu regulieren. Die Fingernägel und auch die Augenbrauen sind nun bereits vollständig entwickelt.

In der 21. Schwangerschaftswoche beginnen die Föten ,ihre Augenlieder zu öffnen und nehmen auch schon Geräusche aus dem Mutterleib, sowie auch von außerhalb war, das heißt auch die Stimme der Mutter/ Eltern, kann das Kind nun definitiv hören.

Das kleine Herz schlägt pro Minute ungefähr 150 mal und das Baby schafft es schon, auf seinem Daumen zu lutschen und macht die ersten Atem - und Schluckübungen.

Den meisten Müttern geht es gerade jetzt richtig gut. Die ersten Schwangerschaftsbeschwerden sind vorüber und der Bauch ist noch nicht allzu groß und hinderlich.

In dieser Schwangerschaftswoche beginnen die meisten Frauen auch zum ersten Mal, die Bewegungen ihres Kindes als leichtes Flattern zu spüren und es ist ein wunderschönes Gefühl, den Bauch zu streicheln und so mit dem neuen Erdenbürger in den ersten vorsichtigen Kontakt zu treten.

Zwischen der 19. und 22. Schwangerschaftswoche ist auch die zweite Ultraschalluntersuchung vorgesehen, bei der alle Entwicklungsparameter, wie Kopf-Bauch und Brustkorbdurchmesser sowie Arm- und Beinlänge des Fötus genau untersucht werden.

22. Schwangerschaftswoche

Der Fötus hat inzwischen ordentlich an Gewicht zugenommen und wiegt bereits zwischen 359 und 598 Gramm bei einer ungefähren Körperlänge von 28 cm.

Von den Gesamtproportionen sieht der Fötus nun schon aus wie ein "richtiges" Baby, natürlich aber noch sehr zart und dünn.

Langsam beginnt sich aber unter der Haut eine Fettschicht zu bilden und die Haut selber wird in den folgenden Woche mit Käseschmiere (Vernix caseosa) überzogen. Diese hat die Aufgabe die Haut des Ungeborenen vor dem Austrocknen, sowie vor aufsteigenden Infektionen zu schützen und sorgt später dafür, dass das Kind leicht in den Geburtskanal gleiten kann.

Das Gehör des Babys ist nun vollständig ausgeprägt und die meisten Kinder lieben Musik. Es macht Freude die Reaktionen des Babys zu spüren, in dem man ihm eine Spieluhr auf den Bauch legt, oder auch selber etwas vorsingt.

Das Skelett des Fötus beginnt nun, sich zu verknöchern und sogar die Zähne sind im Kiefer schon als kleine Zahnknospen sichtbar.

Die werdende Mutter hat nun zwischen 4 und 5 Kilo zugenommen und die Gebärmutter hat Nabelhöhe erreicht.

Da das Kind in den nächsten Wochen noch stark an Gewicht zunimmt, beginnt auch die Gewichtskurve der Mutter wöchentlich um etwa 225 Gramm anzusteigen.

Viele Mütter leiden nun häufiger unter Sodbrennen. Ganz wichtig ist jetzt auch die gründliche Zahnpflege mit einer weichen Zahnbürste, da das Zahnfleisch inzwischen auch sehr gut durchblutet ist und leicht verletzt werden kann. Durch das Sodbrennen und auch den saurer werdenden Speichel, werden die Zähne bzw. der Zahnschmelz jetzt schneller angegriffen und gründliche Zahnpflege ist sehr wichtig.

Der Frauenarzt wird bei jeder Untersuchung der Mutter einen kleinen Blutstropfen abnehmen, um den Eisenwert zu bestimmen, da es während der Schwangerschaft häufig zu einem Mangel kommen kann.

23. Schwangerschaftswoche

Inzwischen hat das Verdauungssystem des Ungeborenen seine Arbeit aufgenommen , wogegen die Lungen noch eine große Unreife zeigt.

Das Baby hat noch immer einen sehr hohen Schlafbedarf, obgleich sich jetzt schon ein gewisser Schlaf- Wach - Rhythmus abzeichnet.

Bei einem Gewicht zwischen 426 und 710 Gramm und einer Länge von ca. 30 cm, hat das Kind immer noch sehr viel Platz für seine Turnübungen in der Gebärmutter.

Die Haare beginnen langsam zu sprießen und das Kind fängt an, schluckweise Fruchtwasser zu sich zu nehmen.

Die stetig wachsende Gebärmutter erschwert den venösen Abfluss, was leider zu Krampfadern sowie Hämorrhoiden führen kann. Am besten mal alles stehen und liegen lassen, die Beine hoch legen und sich eine kurze Auszeit gönnen!

Häufig treten auch Schmerzen im Becken auf, die von den sich immer stärker dehnenden Mutterbändern kommen.

24. Schwangerschaftswoche

Das Baby wiegt nun ca. 503 bis 838 Gramm, ist über 30 cm lang und reagiert im Bauch inzwischen deutlich spürbar auf Geräusche von außen. Auf dem Ultraschall kann man nun auch gut die sich verändernden Bewegungen des Kindes erkennen. Sitzen, Knie anziehen und auch nach der Nabelschnur greifen, all das beherrscht der kleine Mensch nun schon fast perfekt.

Durch das Schlucken von Fruchtwasser bekommen viele Kinder einen Schluckauf, den die Mutter spürt, indem ihr Bauch sich in kurzen, regelmäßigen Abständen bewegt.

Viele Frauen fangen in dieser Zeit an, Wasser einzulagern. Vor allem die Fußknöchel, Finger und auch das Gesicht sind davon betroffen.

Der Frauenarzt wird regelmäßig den Blutdruck und auch den Eiweißgehalt im Urin kontrollieren, um eine Schwangerschaftsvergiftung (Gestose) rechtzeitig erkennen zu können.

Auch Ischiasschmerzen gehören zu den typischen Schwangerschaftsbeschwerden, sowie Probleme beim schlafen, weil man irgendwie gar nicht richtig weiß, wie man am besten liegen soll.

Ab dem Ende der 24. Schwangerschaftswoche wäre das Baby jetzt mit Hilfe von Intensivmedizinischen Maßnahmen zu 32 Prozent überlebensfähig.

25. Schwangerschaftswoche

Das dritte Trimenon hat begonnen, die Augen des Babys sind nun schon soweit ausgebildet, das es hell und dunkel unterscheiden und sie öffnen und wieder schließen kann.

Das Kind strampelt oder tritt heftig, wenn ihm etwas nicht gefällt und sein Herzschlag beschleunigt sich, jedoch lässt sich das Baby schon jetzt durch die vertraute Stimme seiner Mutter wieder beruhigen.

Alles Organe des Babys sind ausgebildet, das Gewicht liegt jetzt zwischen 589 und 981 Gramm, die Körperlänge beträgt ca. 33 cm. und das Köpfchen hat einen Umfang von 217-252 mm.

Nun kann der Fötus sogar schon schmecken und Süßes von Saurem unterscheiden, wobei süßer Geschmack eindeutig den Vorzug hat.

Das Baby langsam runder, die Haut ist nicht mehr so runzelig und Fettdepots werden angelegt.

Die Brust der Frau beginnt sich zu verändern und zu wachsen. Sie bereitet sich auf das Stillen vor und auch Vormilch (Kolostrum) wird schon gebildet.

Gewichtsmäßig zeigt die Wage nun ca. 6-7 Kg mehr an und auch der Heißhunger auf bestimmte Nahrungsmittel überfällt viele Frauen auch in dieser fortgeschrittenen   Schwangerschaftswoche   noch immer.

26. Schwangerschaftswoche

Das Baby wächst und der Platz in der Gebärmutter wird immer weniger. Die Kindsbewegungen werden aufgrund des Platzmangels jetzt seltener, dürfen aber nicht völlig aufhören. Sollte das länger als 8 Stunden der Fall sein, muss unbedingt der Frauenarzt konsultiert werden.

Inzwischen wiegt das Baby zwischen 685 und 1141 Gramm, bei einer Länge von ca. 33 cm und einem Kopfumfang von 227-264 mm.

Das Baby trinkt weiterhin fleißig Fruchtwasser, die Nieren verrichten schon ihre Arbeit und das Fruchtwasser wird auf normalem Wege über die Harnblase wieder ausgeschieden.

Die Gebärmutter steht nun ca. 6 cm über dem Nabel und wächst jetzt pro Woche um etwa 1 cm.

Für die werdende Mutter kann der wachsende Bauchumfang zur Luftnot und Kurzatmigkeit führen. Das Schlafen in Rückenlage sollte jetzt vermieden werden, weil die Gefahr besteht, dass das Kind auf die große Hohlvene drückt. Der Blutfluss zum mütterlichen Herzen wird verringert und es kann zu Schwindelgefühl, Herzrasen, sowie auch zu Übelkeit kommen.

Am besten eignet sich ab nun die linke Seitenlage um eine erholsame Nacht zu verbringen.

27. Schwangerschaftswoche

Das Aussehen des Babys gleicht nun schon fast dem eines Neugeborenen. Durch die Bauchdecke kann Helligkeit als rötliches und warmes Licht wahrgenommen werden.

Das Gewicht eines Kindes in der 27. Schwangerschaftswoche beträgt 791 bis 1319 Gramm und es misst bereits ganze 34 cm.

Noch haben die meisten Kinder nicht ihre endgültige Geburtsposition eingenommen und viele Kinder liegen noch in BEL (Beckenendlage), oder sogar in Querlage.

Viele Frauen leiden unter Ischiasschmerzen und auch eine schmerzhafte Dehnung oder gar Lockerung der Symphyse kann zu den Schwangerschaftsbeschwerden gehören. Bei solchen Schmerzen am besten den Frauenarzt aufsuchen.

28. Schwangerschaftswoche

In der 28. Woche geborene Kinder haben nun bereits eine Überlebenschance von 79 Prozent, bei einem durchschnittlichen Gewicht zwischen 908 und 1513 Gramm und einer Länge von bereits 35 cm. Das Köpfchen hat inzwischen einen Umfang von 248 bis 288 mm und liegt in den meisten Fällen bereits unten in Richtung des Geburtskanals.

Langsam nimmt auch die Lanugobehaarung wieder ab, die Netzhaut des kindlichen Auges, entwickelt sich vollständig und die Kopfbehaarung nimmt zu. Die Füße sind in etwa 5,5 cm lang.

Beim Frauenarzt sollte jetzt ein oraler Glukosetoleranztest der Mutter durchgeführt werden, um eine Gestationsdiabetis auszuschließen. Diese Untersuchung wird leider nicht von den Krankenkassen übernommen und muss daher selber bezahlt werden.

29. Schwangerschaftswoche

Zwischen der 29. und 32. Schwangerschaftswoche ist die letzte reguläre Ultraschalluntersuchung vorgesehen.

Es wird nun ein besonderes Augenmerk auf die Kindslage, die Wachstumsentwicklung und vor allem auf die Funktion der Plazenta (findet noch eine optimale Versorgung statt) gerichtet.

Der obere Gebärmutterrand ist nun 10 cm über dem Nabel gut von außen tastbar und vor allem die Lungen des Ungeboren reifen jetzt noch weiter.

Werdende Mütter können nun vermehrt unter Wassereinlagerungen in den Fingern, bis hin zur Taubheit und Wasseransammlungen an den Knöcheln leiden. Solange der Blutdruck im Normbereich liegt und auch im Urin keine Eiweiß nachweisbar ist, ist das alles kein Hinweis auf eine Gestose, somit auch kein Grund zur Beunruhigung. Trotzdem sollte bei einer Zunahme der Ödeme der Frauenarzt zur Abklärung aufgesucht werden.

30. Schwangerschaftswoche

Die Gebärmutter ist inzwischen bis auf Rippenhöhe gewachsen und ein kräftiger Tritt des Kindes kann ziemlich schmerzhaft sein.

Das Baby ist mit seinen 1169 bis 1649 Gramm an Körpergewicht und einer Länge von 38 bis 39 cm nun fertig entwickelt und muss nur noch an Gewicht zunehmen.

Die Haut des Kindes ist schön rosig und prall und der sich jetzt häufende Schluckauf ist recht kräftig zu spüren.

Das Köpfchen hat einen Durchmesser von 266 bis 309 mm und auch die Lage des Kindes kann sich nun aufgrund des wenigen Platzes kaum noch verändern.

Der Körper der Mutter benötigt vermehrt Eisen, die gespannte Haut des Bauches fängt an zu jucken und das Unterhautgewebe kann aufgrund der Dehnung eventuell auch reißen und man bekommt Schwangerschaftsstreifen.

Durch spezielle, vorsichtige Zupfmassagen und ein gutes Eincremen des Babybauches kann man dem etwas entgegen wirken.

Es können aufgrund der Gewichtszunahme auch Rücken, Bein und Fußschmerzen auftreten und viele Frauen leiden auch unter unangenehmen

Wadenkrämpfen, die mit Hilfe von Magnesiumpräparaten vom Frauenarzt recht gut behandelt werden können.

31. Schwangerschaftswoche

Die Gliedmaßen (Arme, Beine) Ihres Babys passen sich allmählich dem Kopf an. Der wachsende Fötus hat in dieser Phase ein Gewicht von ungefähr 1,5 kg. Man merkt, dass es langsam aussieht wie ein Neugeborenes. Es ist jetzt ca. 41 cm groß. Alle Organe, außer der Lunge, sind fast ganz ausgereift.

Ihr Baby kann sogar schon pieseln und macht das natürlich auch. Aus Untersuchungen weiß man, dass Babys ab den 8. Monat träumen können. Da der Fötus immer weiter wächst, hat er natürlich nicht mehr so viel Platz in Ihrem Bauch, dadurch lassen die Kindsbewegungen nach, was aber natürlich ist. Bei der werdenden Mama können erste Kontraktionen wie Senkwehen oder Übungswehen auftreten.

Manche Frauen können während dieser Zeit Schwierigkeiten mit dem Schließmuskel und eine Blasenschwäche bekommen. Dies lässt sich aber nach der Schwangerschaft durch ein gezieltes Training wieder beheben. Außerdem können in dieser Phase häufig Pilzerkrankungen oder andere bakterielle Infektionen auftreten.

32. Schwangerschaftswoche

Der Embryo hat jetzt an Größe und Gewicht ein wenig zugelegt. Er wiegt jetzt im Normalfall 1,7 kg und hat eine Größe von 42 cm. Trotz der Tatsache, dass die Lunge noch bis zur Geburt nicht ganz ausgereift ist, schluckt Ihr Sprößling Fruchtwasser und kann so das Atmen trainieren und die Lunge auf Ihre Funktion einstellen.

Bei einigen Embryos ist ein dichter Haarwuchs festzustellen, was aber nicht bedeutet, das Ihr Kind immer volles Haar hat. Allerdings haben Menschen die bei der Geburt dünnes Haar haben, Ihr ganzes Leben damit zu kämpfen. Sollte Ihr Sprößling ein Junge werden, sollten sich jetzt seine Hoden gebildet haben und an seinen Körper runter hängen. Jedoch bei einer bestimmten Anzahl von Babys wird ein Hodenhochstand nach der Geburt festgestellt, der sich aber im Laufe des ersten Lebensjahres von alleine korrigiert.

Für die werdende Mama ist eine gesunde Ernährung wichtig. Es kann durchaus sein, dass Sie jetzt wöchentlich an Gewicht zulegen und Sie sind nicht mehr so belastbar sowie in Ihrer Bewegungsmöglichkeit leicht eingeschränkt.

33. Schwangerschaftswoche

Bewegungen sind nun für Ihr Baby eingeschränkt, da es wieder etwas gewachsen ist. Es ist jetzt ungefähr 1,9kg schwer und von Kopf bis Fuß circa 44 cm groß. Das Baby sollte sich bereit für die Geburt machen und sich in die richtige Lage drehen. Das heißt im günstigsten Fall, in Beckenendlage (mit dem Kopf nach unten). Einige Babys drehen sich aber noch einmal anders herum. Ihr Arzt oder Ihre Hebamme beobachten dies aber in den regelmäßigen Untersuchungen.

Der Schädelknochen Ihres Babys ist noch nicht ganz ausgehärtet, das ist aber für die bevorstehende Geburt wichtig. Somit kann es sich besser durch den engen Geburtskanal zwängen. Das gesamte Knochengerüst des Babys ist aber schon ausgehärtet und die Haut glättet sich auch langsam.

Einige Frauen merken, in diesem Stadium der Schwangerschaft, dass die Füße am Abend etwas geschwollen sind. Ihr Baby und Sie selbst brauchen jetzt viel Flüssigkeit, also müssen Sie mehr als üblich trinken. Wenn Sie aber zu dicke Hände und ein geschwollenes Gesicht bekommen, sollten Sie Ihren Arzt aufsuchen.

34. Schwangerschaftswoche

Sie haben jetzt schon ein stattliches Baby in Ihrer Gebärmutter. Es wiegt schon 2,1kg und ist 45 cm groß. Ihr Baby wird immer runder. Das ist aber gut so. Die Fetteinlagerungen benötigt es nach der Geburt, damit es seine Temperatur alleine regeln kann.

Sie sollten jetzt auch beginnen, mit Ihrem Kind zu sprechen, denn das Gehör ist voll ausgebildet. Ihre Stimme kann sich beruhigend auf das Baby auswirken. Auch nach der Geburt können Sie beobachten, wie das Neugeborene auf Ihre Stimme reagiert.

Wenn Sie Angst vor einer Frühgeburt haben sollten, können Sie sich beruhigen. Die meisten Neugeborenen können mittlerweile ohne Probleme eigenständig außerhalb des Mutterleibes in diesem Stadium gut überleben.

Da sich ab der 34. Woche die Beckenknochen der werdenden Mama lockern, kann diese durchaus ein paar Schwierigkeiten oder sogar Schmerzen beim Gehen bekommen. Sollten die Schmerzen aber zu stark werden, sollten Sie auf jeden Fall einen Arzt aufsuchen.

35. Schwangerschaftswoche

Mit einer Größe von fast 46 cm und einem Gewicht von 2,4kg ist Ihr Baby ganz schön gewachsen. Die Leber und die Nieren sind voll einsatzbereit und nehmen Ihre Arbeit auf. Wenn sich die Wand Ihres Uterus und Ihr Unterleib dehnen und somit dünner und lichtdurchlässig werden, beginnt für Ihr Baby die aktive Phase, das heißt, es wird wieder beweglicher. Es möchte Ihnen zeigen: "hallo ich bin noch da".

Die werdende Mama hat schon 11 bis 13,5 kg zugenommen. Bei den meisten Schwangeren richtet sich der Bauchnabel nach außen. Durch gezielte Atemübungen können Sie Ihren Körper ein wenig entlasten. Man sollte auch den Konsum von harntreibenden Getränken wie Kaffee und Tee verzichten. Sonst wird das Badezimmer Ihre zweite Heimat.

36. Schwangerschaftswoche

Ihr Baby wächst nun zusehends, fast wöchentliche Untersuchungen zeigen, dass Ihr Sprößling gut an Gewicht zulegt. Er wiegt jetzt 2,6 kg und ist etwa 47 cm groß.

Wenn Sie einen Druck oberhalb der Hüfte spüren, heißt das nur, dass sich das Baby dreht. Sie können jetzt entspannt wieder essen und trinken, ohne dass das Baby auf Ihren Magen drückt. Dafür können Sie aber Schwierigkeiten beim Gehen bekommen. Oder Sie meinen ständig, auf die Toilette gehen zu müssen.

Ihr Baby ist jetzt bereit für die Welt da draußen. Die Schwangerschaft ist theoretisch abgeschlossen. Sie sollten jetzt jeden Tag mit der Geburt rechnen. Babys, die während dieser Wochen auf die Welt kommen, gelten als fristgerecht.

37. Schwangerschaftswoche

49 cm und 2,9 kg umfasst Ihr Baby jetzt. Der Kopf ist nun eingelagert in Ihr Becken und liegt dort geschützt von den Beckenknochen bis zur Geburt. Jedoch wachsen die Beine des Babys besser in dieser Lage. Sehr viele Babys haben jetzt jede Menge Haare. Es kann allerdings sein, dass Ihr Baby nicht Ihre Haarfarbe hat, in den seltensten Fällen ist dies der Fall. Der Haarflaum, der Ihr Baby die letzte Zeit bedeckt hat, ist jetzt größtenteils verschwunden.

Genau wie die Käseschmiere wird er von dem Baby verschluckt und wird dann nach der Geburt ausgeschieden, das ist das so genannte Kindspech.

Die durchschnittliche Gewichtszunahme, bei Gebärenden ,liegt zwischen 10 kg bis 15 kg, was nach der Geburt durch gezieltes Rückbildungstraining wieder weg trainiert wird. Viele Erstgebärende fragen sich, ob Sie den Beginn der Geburt überhaupt rechtzeitig bemerken.

38. Schwangerschaftswoche

In der letzte Phase der Schwangerschaft nimmt das Baby nur noch gering an Größe und Gewicht zu. Die meisten Babys haben eine Durchschnittsgröße von ungefähr 48 cm bis 54 cm und wiegen 2800 Gramm bis maximal 4000 Gramm. Das Baby nimmt über die Plazenta Antikörper aus dem Blutkreislauf der Mutter auf. Der Kopf Ihres Kindes ist zwischen 95 mm und 105 mm groß.

Die Größe des Babys kann auch Aufschluß auf das Geschlecht geben. Jungen neigen dazu, etwas schwerer zu sein als Mädchen. Auch die Augenfarbe Ihres Babys steht noch nicht fest, die Farbe mit der Sie geboren werden, bleibt nicht für immer. Die Augenfarbe kann sogar durch das Tageslicht geändert werden.

Die Organe Ihres Babys sind jetzt voll ausgereift, nur die Lunge entfaltet sich erst ganz zum Schluss. Sogar noch einige Stunden nach der Geburt dauert es noch etwas, bis das Baby einen normalen Atemrhythmus hat. Das ist aber kein Grund zur Sorge, das ist ganz normal.

39. Schwangerschaftswoche

Jetzt dauert es nicht mehr lange und Ihr lang ersehntes Baby ist da. Durch einen eventuell leicht blutigen Ausfluss, der zur Folge den Abgang eines Schleimpfropfes hat, wird meist die Geburt eingeleitet. Dies geschieht meist ein paar Tage vor der Geburt. Darauf folgen dann die Eröffnungswehen. Diese dauern ca. 30 bis 60 Sekunden und treten alle 10 Minuten auf . Das ganze dauert ein bis zwei Stunden. Zum Schluss platzt dann die Fruchtblase und es tritt Fruchtwasser aus. Das ist ein guter Zeitpunkt, sich in die Klinik zu begeben. Es kann allerdings noch Stunden dauern bis zur endgültigen Geburt. Bei Ärzten und Hebammen gilt es, das ein Kind 24 Stunden nach dem Blasensprung geboren sein sollte. Bei Erstgebärenden kann eine Geburt etwas länger dauern als bei Frauen, die schon Kinder geboren haben. Die Geburt ist aber auch mit einigen Schmerzen verbunden.

Dagegen kann man sich aber ein Schmerzmittel geben lassen. Das wird in den unteren Teil der Wirbelsäule gespritzt und betäubt so das Becken ein wenig, aber nur soviel, dass Sie noch bei der Geburt noch aktiv mitarbeiten können. Die meisten Frauen sagen, nach der Geburt vergisst man die Schmerzen ganz schnell wieder, sobald man sein Baby in den Armen hält. Also haben Sie keine Angst davor, alles wird gut.

40. Schwangerschaftswoche

Es ist vollbracht :-)

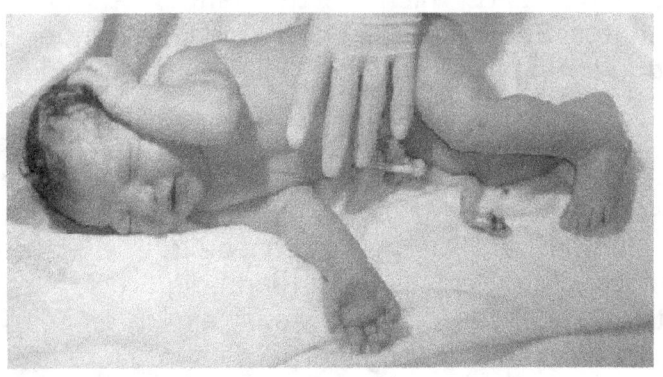

Herzlichen Glückwunsch!!!

Weitere Bücher des Autors

Die Krieger des Seins: Fayndra und Morlas: Wenn Feuer und Wasser sich vereinen...

Taschenbuch: 207 Seiten
Verlag: Principal Verlag
Sprache: Deutsch
ISBN-10: 3899691733
ISBN-13: 978-3899691733
Größe: 19 x 11,8 x 2 cm

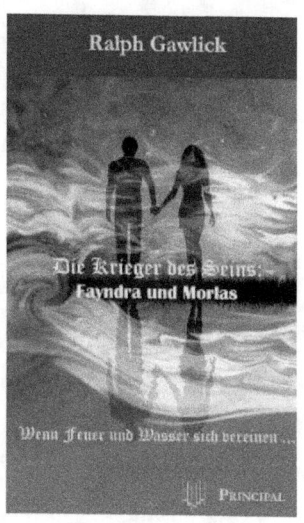

Berühmte Psychologen: Kurzbiografien und Theorien

Taschenbuch: 86 Seiten
Verlag: CreateSpace Independent Publishing Platform
Sprache: Deutsch
ISBN-10: 1500338303
ISBN-13: 978-1500338305
Größe: 20,3 x 12,7 x 0,5 cm

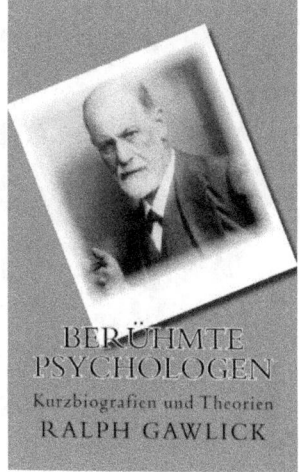

Lexikon der Hundekrankheiten

Taschenbuch: 88 Seiten
Verlag: CreateSpace Independent
Publishing Platform
Sprache: Deutsch
ISBN-10: 1500384615
ISBN-13: 978-1500384616
Größe: 20,3 x 12,7 x 0,5 cm

RALPH GAWLICK

Lexikon der Hundekrankheiten

Erkrankungen bei
Hunden von A bis Z

www.ingramcontent.com/pod-product-compliance
Lightning Source LLC
Chambersburg PA
CBHW071330310526
45789CB00017B/2170